TRAITEMENT NON SANGLANT

DES

Rétro-Déviations Utérines

INDICATIONS et CONTRE-INDICATIONS

AU

Traitement de Brandt

PAR LA

Doctoresse Hélène SOSNOWSKA

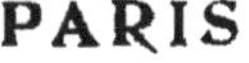

PARIS

Librairie de la Gazette Médicale de Paris

9, RUE DENIS-POISSON, 9

—

1916

BIBLIOTHÈQUE DE LA GAZETTE MÉDICALE DE PARIS

TRAITEMENT NON SANGLANT

DES

Rétro-Déviations Utérines

INDICATIONS et CONTRE-INDICATIONS

AU

Traitement de Brandt

PAR LA

Doctoresse Hélène SOSNOWSKA

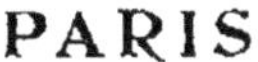

PARIS

Librairie de la Gazette Médicale de Paris

9, RUE DENIS-POISSON, 9

—

1916

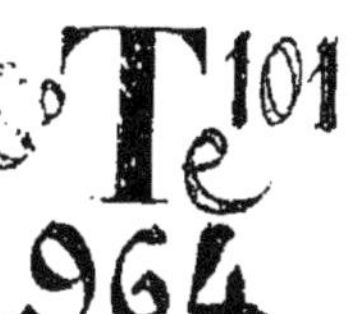

TRAITEMENT NON SANGLANT

DES

Rétro-Déviations Utérines

Par la Doctoresse Hélène SOSNOWSKA

Etiologie. — La cause des rétro-déviations

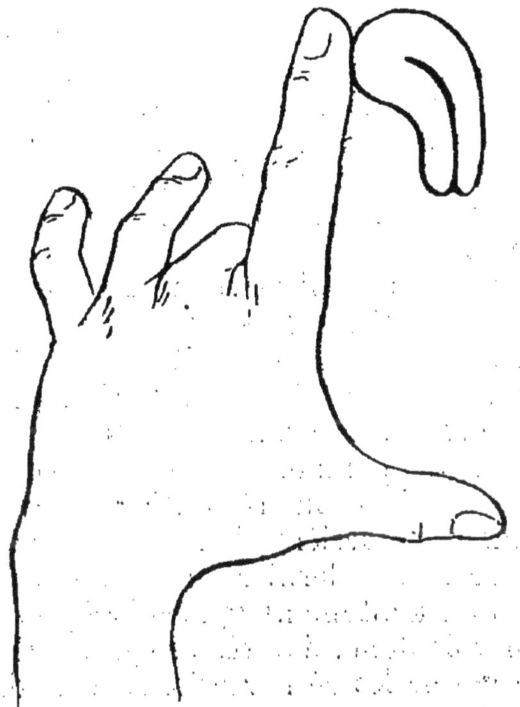

Fig. 1. — Position de l'index rectal qui atteint le fond de l'utérus rétro-fléchi et le refoule en avant.

utérines n'est pas unique.

Nous distinguons :

Les rétro-déviations *maternelles*, dues à la

grossesse : Celle-ci produit le relâchement des ligaments ronds ; le fond de l'utérus n'est plus amarré au pubis par ses deux cordons musculaires que la grossesse a allongés ; si ces ligaments ne retrouvent pas leur ténacité au moment de l'involution utérine, ils restent allongés et l'utérus est culbuté dans le Douglas.

Les rétro-déviations *virginales* sont le plus souvent héréditaires et congénitales et se voient chez les jeunes filles et les nullipares dont les mères ont eu de la rétro-déviation par ptose ou grossesse.

Les rétro-déviations *inflammatoires* dues à des adhérences entre le Douglas et le fond de l'utérus sont consécutives à d'anciennes périmétrites, pelvi-péritonites, annexites.

Enfin, nous observons des rétro-déviations *congestives et intermittentes ;* certaines intoxiquées neuro-arthritiques présentent, sous l'influence d'une congestion pelvienne, une sorte d'érection de l'utérus ; l'organe se redresse pendant la poussée congestive, puis, aussitôt la résolution survenue, il retombe en arrière dans le Douglas où il demeure. Ces derniers cas sont très favorables au traitement gynécologique.

On voit donc, d'après ce qui précède, que, pour guérir les rétroversions, il faudra :

a) Décongestionner le bassin ;

b) Raccourcir les ligaments ronds en favorisant leur hypertrophie musculaire ;

c) Faire résorber les adhérences, si celles-ci n'entourent aucun foyer inflammatoire en activité.

Symptômes. — Les femmes, qui consultent pour une rétroversion utérine, se plaignent de un ou plusieurs des phénomènes suivants :

Douleurs dans les *reins* ou dans les *cuisses*, pesanteur sur le rectum, sensation de compression et de corps étranger rectal, consti-

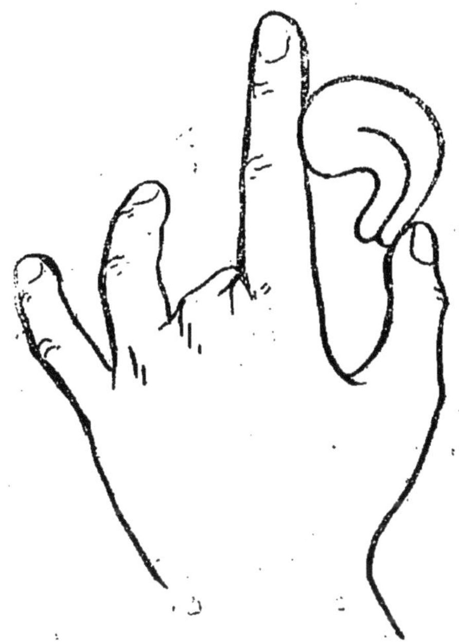

Fig. 2. — Position du doigt vaginal qui presse sur a face antérieur du col utérin, tandis que l'index va relever le fond de l'utérus.

pation, parfois gêne dans les mictions, ou augmentation des mictions, sensation de défaillance après la station debout.

Diagnostic. — Avant de commencer un traitement, le gynécologue devra faire un bon diagnostic ; il serait, en effet, dangereux de traiter par des manœuvres gynécologiques une petite *grossesse tubaire*, un hématome de l'*ovaire* consécutif à un avortement tubaire, une *salpingite suppurée*, une *appendicite* basse. La malade devra donc être examinée cliniquement avec le plus grand soin et, si on a le moindre doute, il faut surseoir au traitement, se contenter de repos et d'injections chaudes, ou mieux encore de rien du tout.

Pronostic thérapeutique. — Avant de commencer le traitement, le gynécologue doit savoir que le traitement non chirurgical est loin d'être une panacée, qu'il n'est pas opposé au traitement chirurgical, à côté duquel il doit prendre simplement sa place, soit pour l'aider, soit pour le compléter, quelquefois pour le suppléer.

S'il s'agit, par exemple, d'une rétro-déviation maternelle, chez une femme ptosique, examinez si l'estomac et le côlon sont tombés, si le cœcum est gros, gargouillant et pelvien, si le rein est descendu, si le ventre est flasque, si le releveur de l'anus est atone. Le traitement chirurgical seul serait aussi impuissant que le traitement gynécologique seul. Comment redonner à tout un abdomen et à un bassin le système musculaire qui lui fait défaut ? C'est ici que les manœuvres gynécologiques, aidées de la gymnastique abdominale, pourront préparer de bons tissus au chirurgien ; celui-ci, quelques mois plus tard, pourra opérer la malade et la guérir sans récidive. Si, au contraire, elle avait été opérée d'emblée, les fils les plus résistants (catguts chromés, crins de Florence et soies) n'auraient pas empêché la chute de l'organe ; la suture coupe les fibres musculaires trop faibles.

Si le gynécologue craint une petite *grossesse* utérine au début, s'il craint l'existence de *pus* ou d'un foyer *inflammatoire* non éteint, il devra se garder d'y toucher et enverra la malade au chirurgien. S'il craint une appendicite, il recherchera le signe de Walther (point para-ombilical) ou celui de Mme Nageotte.

Enfin, il faut que le gynécologue *tâte la réaction* de la malade, c'est-à-dire qu'après une ou deux séances de traitement très doux, si celle-ci souffre, si elle présente quelques réflexes pénibles, il faut s'arrêter et craindre, soit une petite grossesse tubaire, soit un foyer inflammatoire. La consultation du chirurgien est alors utile.

Technique. — Le traitement de Brandt que nous sommes la première à avoir appliqué en France, comprend :

a) *La manothérapie pelvienne.*

b) *La gymnastique pelvienne.*

a) **La manothérapie pelvienne** comprend elle-même deux manœuvres :

1° l'une exécutée avec le pouce et l'index introduits dans le vagin et le rectum, les deux doigts agissant simultanément pour redresser l'utérus ;

2° l'autre est une manœuvre abdomino-pelvienne ; l'index est dans le vagin, tandis que la main opposée, appliquée sur le ventre au-dessus du pubis, tend à redresser l'utérus.

1° *Manœuvre vagino-rectale.* — Votre malade est debout ; vous êtes assis sur une chaise basse, vous placez un doigtier sur l'index gauche et vous inondez de vaseline le pouce et l'index de la main gauche. Le pouce est placé dans le vagin et l'index dans le rectum ; vous saisissez l'utérus entre le pouce et l'index, la pulpe de l'index rectal est poussée très haut pour atteindre le fond de l'utérus qu'il touche ; le pouce vaginal presse sur la face anté-rieure du col utérin en rapprochant les deux doigts. L'utérus se redresse et vous le pliez en ante-flexion. Voilà donc ce que vous faites théoriquement : cette manœuvre demande une certaine habitude ; c'est par l'habitude et la répétition de ladite ma-nœuvre que le gynécologue arrive à redresser son utérus à le redresser progressivement, sensiblement et sans douleur. Si votre malade présente quelques vertiges ou des sensations de nausées, vous cessez la séance ; si elle souffre, c'est que vous êtes trop brutal ou que vous avez affaire à un cas inflammatoire non éteint et qu'il vaudrait mieux envoyer au chirurgien.

2° *La manœuvre abdomino-vaginale.* — Vous placez la malade sur le dos, dans la position gynécologique ; cuisses demi-fléchies, jambes demi-fléchies, le bassin soulevé sur les deux poings de la malade. La main droite est placée sur le ventre au-dessus du pubis, à la recherche du fond de l'utérus, tandis que l'index gauche, nu, très vaseliné, pénètre dans le vagin et presse sur la paroi antérieure du col utérin ; entre les deux mains vous sentez l'utérus ; et toutes les deux fonctionnant en sens contraire, l'une refoule le col vers le rectum, et l'autre tire le fond utérin vers la vessie. Là encore il faut compter sur la pratique et l'expérience pour arriver à un bon résultat.

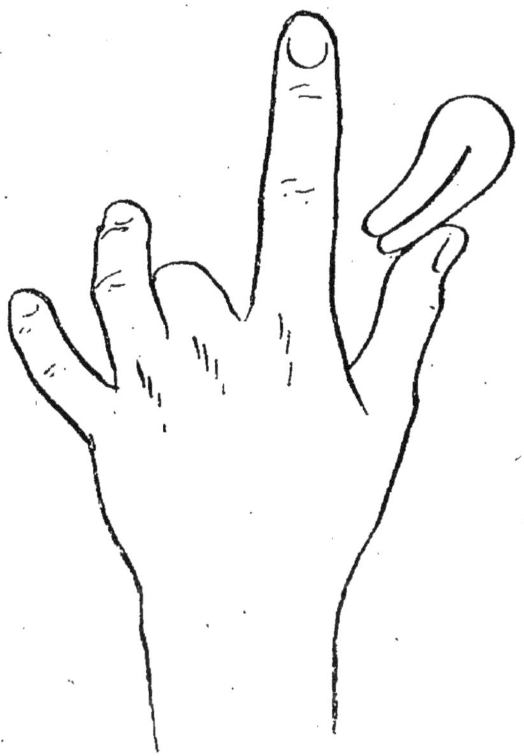

Fig. 3 — Le fond de l'utérus est redressé par la pression du pouce vaginal.

J'insiste sur quelques détails que l'expé rience m'a enseignés : N'employez pas de gant épais pour protéger vos doigts contre la malpropreté rectale ou vaginale ; ce gant est douloureux pour la malade et gêne vos manœuvres ; protégez simplement le doigt rectal avec un doigtier très fin. Employez beaucoup de vaseline, *mettez en trop* pour que la malade ne soit pas gênée.

Ne craignez pas de faire un traitement dont la durée variera de 10 à 60 jours. Nous avons vu des rétroversions congestives et intermittentes guéries en trois séances ; mais pour les rétroversions inflammatoires, c'est-à-dire adhérentes (assez rares d'ailleurs) il ne faut pas craindre de les travailler 60 jours.

Ne faites *pas de séance trop longue*, 3 à 6 minutes au maximum ; ne faites *jamais souffrir* les malades, d'abord parce qu'il n'est pas moins dangereux de faire souffrir une rétroversion que de faire souffrir une ankylose de l'épaule par le massage ; non seulement les manœuvres douloureuses n'avancent pas la malade vers la guérison, mais la font reculer ; si la malade souffre, c'est que vous êtes maladroit, brutal, ou que vous traitez un cas qui est destiné au chirurgien.

En effet, il faut que ce traitement *ne soit pas une corvée*, ni un *cauchemar* pour la patiente, sinon elle ne revient pas chez vous et le traitement échoue. En réalité, ce n'est pas le traitement qui est mauvais, c'est le gynécologue qui l'a mal appliqué.

b) **Gymnastique pelvienne déconges-tionnante.** — Relâchement de la sangle abdominale, action des muscles dorsaux, des muscles postérieurs de la cuisse et surtout des abducteurs fémoraux ; pas d'effort, pas de fatigue, le calme, la résolution du sujet sont les principes fondamen-

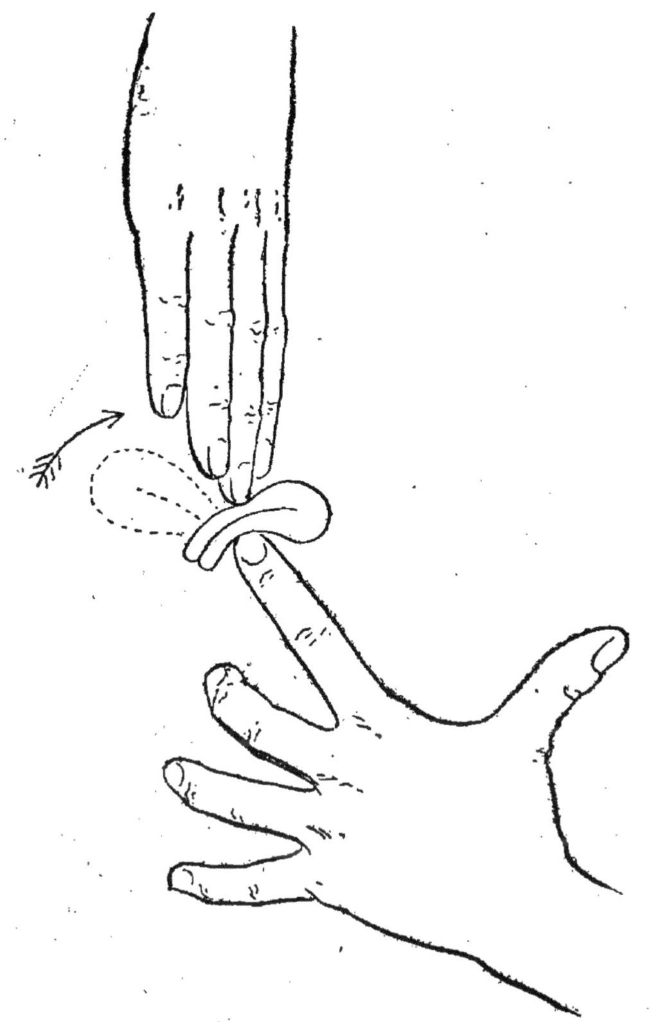

FIG. 4. — *Manœuvre abdomino-vaginale.* — L'index vaginal pressant sur le col utérin le refoule en arrière, tandis que la main abdominale accroche le fond de l'utérus et le refoule en avant.

taux de la gymnastique décongestionnante.

La malade est couchée, jambes fléchies,

siège soulevé. On lui fait faire trois mouvements :

1º *Ecartement dès cuisses.* — La malade écarte les genoux, le médecin résiste.

2º *Rapprochement des cuisses.* — Le médecin rapproche les genoux et la malade résiste. C'est la masse pelvi-trochantérienne et dorsale qu'on met en jeu. L'exercice est décongestionnant par la contraction de ces muscles. Les premiers font mouvoir les fémurs, les seconds maintiennent l'attitude.

Ces mouvements doivent être répétés 5 à 7 fois.

3º *Contraction du releveur de l'anus.* — Ce mouvement est très difficile à faire comprendre, mais on y arrive ainsi : dites à la malade de serrer fortement l'anus avec les fesses, comme si elle avait un lavement de deux litres dans le rectum et comme si elle était obligée de le garder. Pour voir si la malade a compris, appliquez, au moment de la contraction, le doigt sur l'anus dans le sillon inter-fessier et vous sentez si l'anus remonte sous l'influence de la contraction du releveur, puis vous mettez un doigt dans le vagin et vous sentez si la malade fait bien contracter son releveur, ce muscle qui doit, sinon vous serrer le doigt à la partie moyenne du vagin, du moins faire reconnaître ses deux bords tranchants.

Quand la malade est arrivée à comprendre chaque temps de ce dernier exercice, vous les lui faites exécuter séparément, et c'est seulement quand elle les connaîtra très bien l'un et l'autre que vous les lui ferez produire simultanément. Cette gymnastique pelvienne quand la malade la connaît très bien, elle la fera seule ; ainsi ses progrès seront plus sensibles.

N'omettez pas de prescrire un régime déconstipant (fruits, légumes, céréales, ké-

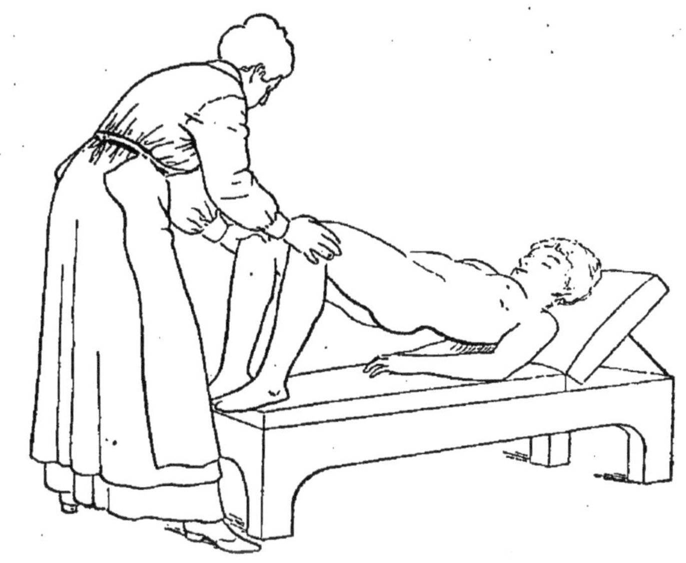

Fig. 5. — *Gymnastique pelvienne*. — Le sujet, couché sur le dos, les jambes écartées, exécute en même temps les trois mouvements suivants : Rapprochement des genoux contre lesquels lutte le gynécologue ; soulèvement du bassin, on voit ici que les fesses sont au-dessus de la table ; contraction du releveur de l'anus, qui n'est pas visible sur la figure.

phir), à l'exclusion de tout autre, s'il faut aider les garde-robes, méfiez-vous d'irriter l'intestin avec les purgatifs, seul les mucilagineux (agar-agar, psyllium, graine de lin, Jubol), sont inoffensifs. Recommandez aussi tous les excitants physiques, promenades au grand air, bains de soleil l'été, gymnastique respiratoire abdominale.

Je conclus ainsi :

Sans pouvoir remplacer la chirurgie, ni même la cure dans les stations balnéaires : (Luxeuil, Salies-de-Béarn), le traitement de Brandt est un des trois moyens dont la gynécologie dispose pour la guérison des rétro-déviations utérines. Ces trois méthodes s'associent l'une à l'autre, elles ont chacune leurs indications, et si le gynécologue veut réussir et n'enregistrer que des succès, il doit avoir soin de n'entreprendre que des cas qui sont vraiment de son ressort et pour lesquels il est à peu près sûr de réussir.

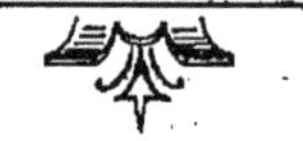

INDICATIONS et CONTRE-INDICATIONS

AU

Traitement de Brandt

Par la Doctoresse Hélène SOSNOWSKA

Quand Stapfer vulgarisa le traitement de Brandt, que nous avons introduit en France, quelques confrères protestèrent déclarant que ce traitement pouvait être *dangereux*, et qu'il était *inconvenant*.

Cette critique d'inconvenance, qui témoigne de l'inexpérience de nos collègues, a été également adressée à l'héliothérapie et à d'autres traitements, soi-disant impudiques, qui ont conquis droit de cité ; nous n'insistons pas.

Beaucoup plus sérieuse est l'objection faite au *danger* auquel expose le traitement. Ce danger est réel si le traitement est appliqué par quelqu'un de brutal ou d'ignorant; il est imprudent d'exercer une manœuvre quelconque sur une salpingite suppurée, une grossesse tubaire, un cancer végétant de l'ovaire ou un épithélioma de l'utérus, mais je suppose que l'opérateur est un clinicien qui sait faire son diagnostic, et je le suppose assez prudent pour agir avec une telle douceur, au début, qu'il serait tout prêt à s'arrêter, si par hasard il avait commis une erreur clinique.

CONTRE-INDICATIONS

1° *Température*. — Faites prendre la température rectale du sujet, si cette température atteint 37,5 37,6 et à plus forte raison davantage, méfiez-vous, car vous pouvez être en présence d'un foyer inflammatoire encore en évolution, et prêt à s'éveiller : vous pourriez provoquer des désordres.

2° *Fibrome*. — Un utérus fibreux, du volume d'une orange, chez une femme jeune, congestif, peut être massé sans inconvénient. Le traitement décongestionnant peut certainement faire disparaître les métrorragies et laisser place pour une nouvelle grossesse. Mais il est évident qu'un fibrome, nettement constitué et d'un certain volume est du ressort chirurgical. Les gynécologues étaient moins radicaux, il y a 10 ou 20 ans, car la mortalité de l'hystérectomie pour fibrome atteignait 10 ou 15 0/0. Actuellement les perfections de la technique opératoire ont réduit la mortalité chirurgicale à 2 ou 3 % entre des mains expertes.

3° *Gonococcie aiguë*. — Quand une femme vous consulte pour des douleurs pelviennes, et qu'en même temps la vulve est très congestionnée, que vous apercevez du pus à l'entrée de la vulve, méfiez-vous de la blennorragie. Immédiatement faites une préparation sur une lamelle et cherchez le gonocoque. Gardez-vous en tous cas d'y toucher, et contentez-vous de prescrire les injections chaudes à 40° trois fois par jour ; injections chaudes additionnées de permánganate de potasse au 5 /000 ou d'une cuillerée à café d'eau de Javel pour deux litres ou de Gyraldose. Quand la poussée aiguë sera passée, si quelques mois ou quelques années plus tard la malade présente quelques adhérences autour de l'utérus, qui occasionnent des troubles, le traitement de Brandt sera indiqué.

4º *Soupçon de tuberculose.* — Chez les jeunes filles ou les jeunes femmes au teint pâle, dont les douleurs s'accompagnent d'un vague empotement du côté du bassin ou d'une annexite, pensez toujours à la tuberculose génitale, dans les cas semblables seul le chirurgien peut quelque chose ; l'ablation de la trompe est indiquée, à défaut d'opération, l'héliothérapie générale et abdominale trouve son indication.

5º *Cancer du col utérin.* — Si une femme qui vous consulte pour une hémorragie présente un petit point induré sur le col, ne commencez pas le traitement, ou, si vous le commencez et s'il fait saigner, méfiez-vous du cancer ; faites faire immédiatement une biopsie qui rendra évident le diagnostic et s'il est positif, envoyez la malade au chirurgien. Quand la maladie est plus avancée, que le col donne la sensation d'un anneau de pessaire de caoutchouc, s'il présente une ulcération ou un bourgeonnement, la question ne se pose même pas ; il faut avoir recours au chirurgien si le cas est opérable, sinon à la méthode de Percy ou au radium.

6º *Cancer du corps.* — Quand une femme

qui n'a plus ses règles depuis quelques mois ou quelques années, perd un peu de sang ou présente un écoulement si faible soit-il, méfiez-vous du cancer du corps et faites faire une hystérectomie abdominale ; il y a 8 chances sur 10 pour que le diagnostic de cancer soit vérifié par l'opération.

Cancer du corps ou cancer du col, je ne parle pas de l'état général du sujet, car le cancer de l'utérus ne provoque pendant longtemps ni douleurs, ni altération de l'état général ; il ne faut pas compter là-dessus pour faire le diagnostic. Ce sont les cas avancés, les cas inopérables qui présentent un mauvais état général ou des signes de cachexie.

7° *Vieilles adhérences utérines.* — Certes le traitement de Brandt fait très bien pour assouplir le bassin. Une femme vous consulte pour de la stérilité ou des douleurs ; le toucher, combiné au palper vous fait reconnaître un utérus soudé par son fond au rectum ; il n'y a aucun inconvénient à tenter le traitement de Brandt ; mais si au bout de 5 ou 6 séances vous ne voyez aucune amélioration, ne compromettez pas la méthode à vouloir continuer ; envoyez cette femme au chirurgien, qui, en un quart d'heure, remettra les choses au point. Nous avons eu un cas semblable qui s'est accompagné de grossesse consécutive.

8° *Kyste de l'ovaire, grossesse extra-utérine.* — Quand le clinicien constate, à côté de l'utérus, une masse surajoutée, que cette masse soit une grossesse tubaire, un kyste de l'ovaire, un kyste de ligaments larges, une tumeur quelconque, gardez-vous d'y toucher ; tout cela est pour le chirurgien, les opérations que ces lésions réclament sont absolument inoffensives.

INDICATIONS

Le traitement gynécologique manothérapique est indiqué dans tous les cas non chirurgicaux, là où on conseille simplement des injections chaudes, les ovules, les cautérisations, les pansements, les pessaires, etc... Tous ces procédés font perdre du temps au malade et 9 fois sur 10 ne servent à rien. Dans ces cas, la méthode de Brandt fait des merveilles ; elle décongestionne le bassin rend la souplesse aux organes, rend de la vigueur à tous les tissus musculaires et élastiques. Ne croyez pas que l'âge soit une contre-indication :

J'ai soigné une femme de 70 ans qui se plaignait de prolapsus utérin, trop peu important pour être opéré et qui avait en même temps de la vaginite et de la métrite du col. On la croyait atteinte d'un cancer. Le traitement de Brandt a remis l'utérus en place et fait cesser tout écoulement. D'ailleurs, je le répète, entre les mains d'un opérateur prudent, le traitement de Brandt n'est pas dangereux, si on va doucement au début, il est toujours temps de cesser dès qu'on a tâté les réactions de la malade.

Les *indications les plus fréquentes* sont les suivantes :

1° *Endométrite du corps et du col* avec

flueurs blanches, pesanteur dans le bassin, dans les aines.

2º *Métrites du col et du corps* avec sclérose de l'organe ; tous ces cas étaient jadis traités par le curettage et l'amputation du col ; interventions rarement utiles, souvent nuisibles.

3º *Annexites chroniques légères* sans collection ni sanguine, ni aqueuse, ni purulente. Bien entendu par annexite chronique je n'entends pas de petits ovaires sclérokystiques, dont les accidents dysménorrhéiques sont souvent calmés par la méthode de Brandt.

4º *Les petits utérus fibromateux*, gros, lourds et congestifs, surtout chez les femmes jeunes, susceptibles d'avoir encore des enfants.

5º *La cellulite pelvienne*. — Celle-ci est consécutive, soit à de la blennorragie, soit à une infection puerpérale ; elle s'accompagne de douleurs, pesanteur, difficulté dans la marche et la station debout ; c'est dans ces cas où le traitement de Brandt fait des merveilles ; 5 ou 6 séances produisent une amélioration très importante.

6º *Aménorrhée, dysménorrhée douloureuses*. — Tous ces phénomènes qui sont dus à des congestions du bassin, à de l'insuffisance utérine ou thyroïdienne, à de l'insuffisance glandulaire en général, surviennent chez les neuro-arthritiques, les nerveuses, les congestives. La gymnastique de Brandt donne de très bons résultats, les déviations utérines, comme la rétroversion trouvent leur indication ; il va sans dire que là encore, un bon diagnostic doit être fait.

7° Adhérences inflammatoires post-opératoires. — Très souvent à la suite des opérations chirurgicales, les malades se plaignent encore, soit qu'on leur ait enlevé les annexes suppurées, ou une grossesse tubaire, etc... Cela tient à des adhérences qui fixent le rectum, l'anse sigmoïde, la vessie. Le traitement de Brandt amène la résolution dans tout le bassin ; les résultats sont merveilleux.

En *résumé*, à côté des grands cas de gynécologie qui sont seuls justiciables de la chirurgie, il existe un nombre plus considérable encore de femmes qui se plaignent au médecin, de douleurs, hémorragies, pesanteurs, malaises qui les tourmentent et les obsèdent ; ces malades sont traitées par les injections, ou bien elles tombent entre les mains des gynécologues plus ou moins consciencieux qui les entretiennent dans leurs idées pessimistes, à grand renfort d'ovules, de crayons, de curettages, de pessaires, et de pansements. Toutes ces malades sont justiciables du traitement de Brandt pourvu, encore une fois, que celui à qui elles sont confiées sache faire un diagnostic sérieux, établisse une sélection pour ne conserver que celles qui sont susceptibles de tirer un bénéfice réel et certain.

Imprimerie de la Bourse de Commerce

G. Bureau

35 Rue Jean-Jacques Rousseau, 35, Pari

SPÉCIALITÉS RECOMMANDÉES

Vamianine	**Syphilis, Tabes, Dermatoses.** 6 dragées par jour aux repas.
Urodonal	**Dissout l'Acide urique, Goutte, Rhumatismes, Obésité, Gravelle, Artério-sclérose, etc.** Doses : 3 cuillerées par jour, chacune dans un verre d'eau. Etats aigus : 3 cuillerées à soupe par jour.
Jubol	**Rééducation de l'Intestin. Constipation. — Entérite. — Obésité.** 1 à 3 comprimés le soir en se couchant.
Globéol	**Reconstituant le plus énergique. Tonique du sang, du muscle et du nerf.** 8 pilules au repas de midi.
Filudine	**Le remède des hépatiques. — Paludisme. — Cirrhoses.** 4 comprimés au début de chaque repas.
Pagéol	**Écoulements, Cystites, Prostatites,** Etats chroniques : 6 capsules par jour aux repas. Etats aigus : 16 capsules par jour.
Sinubérase	**Auto - intoxication intestinale. — Diarrhées. — Appendicite. — Maladies infectieuses.** Doses usuelles : 12 comprimés par jour aux repas.
Fandorine	**Métrorragies. — Ménopause. — Fibromes.** 20 comprimés par jour entre les repas.
Gyraldose	**Antiseptique vaginal. — Emploi bi-quotidien comme soins de toilette.** Doses : 1 comprimé pour 2 litres d'eau chaude.
Jubolitoires	**Suppositoires anti - hémorragiques, calmants, décongestionnants.** **Hémorroïdes. - Prostatites. - Fistules.**

9 782019 645564